Zine Clínicas de Borda

COLEÇÃO:

1. PsiMaré (Rio de Janeiro/RJ)
2. MOVE: Movimentos Migratórios e Psicologia (Curitiba/PR)
3. ClínicAberta de Psicanálise de Santos (Santos/SP)
4. Falatrans (Juiz de Fora, UFJF/MG)
5. Ocupação Psicanalítica (Belo Horizonte/MG; Rio de Janeir/RJ; Vitória/ES; Santo Antônio de Jesus/BA)
6. Estação Psicanálise (Campinas/SP)
7. **Coletivo Margem Psicanálise (Fortaleza/CE)**
8. Intervenção Psicanalítica Clínico - Política às demandas da População LGBT (Rio de Janeiro/RJ)
9. Rede Sur (São Paulo/ SP)
10. Roda de escuta/grupos flutuantes LGBTQI+ (Aracajú/SE)
11. Clínica Periférica de Psicanálise (São Paulo/SP)
12. Clínica do Cuidado Belo Monte (Altamira/PA; São Paulo/SP)
13. Coletivo Psicanálise e Política e Cotidiano Refugiado (Rio de Janeiro/RJ)
14. Projeto Gradiva (Porto Alegre/RS)
15. Museu das Memórias (In)Possíveis (Porto Alegre/RS)
16. Psicanálise na Rua (Cuiabá/MT)
17. Coletivo Testemunho e Ação/SIG (Porto Alegre/RS)
18. Margens Clínicas (São Paulo/SP)
19. Psicanálise na Praça Roosevelt (São Paulo/SP)
20. Psicanálise no Jacarezinho (Rio de Janeiro/RJ)
21. Mutabis (São Paulo/SP)
22. Clínica Aberta Casa do Povo (São Paulo/SP)

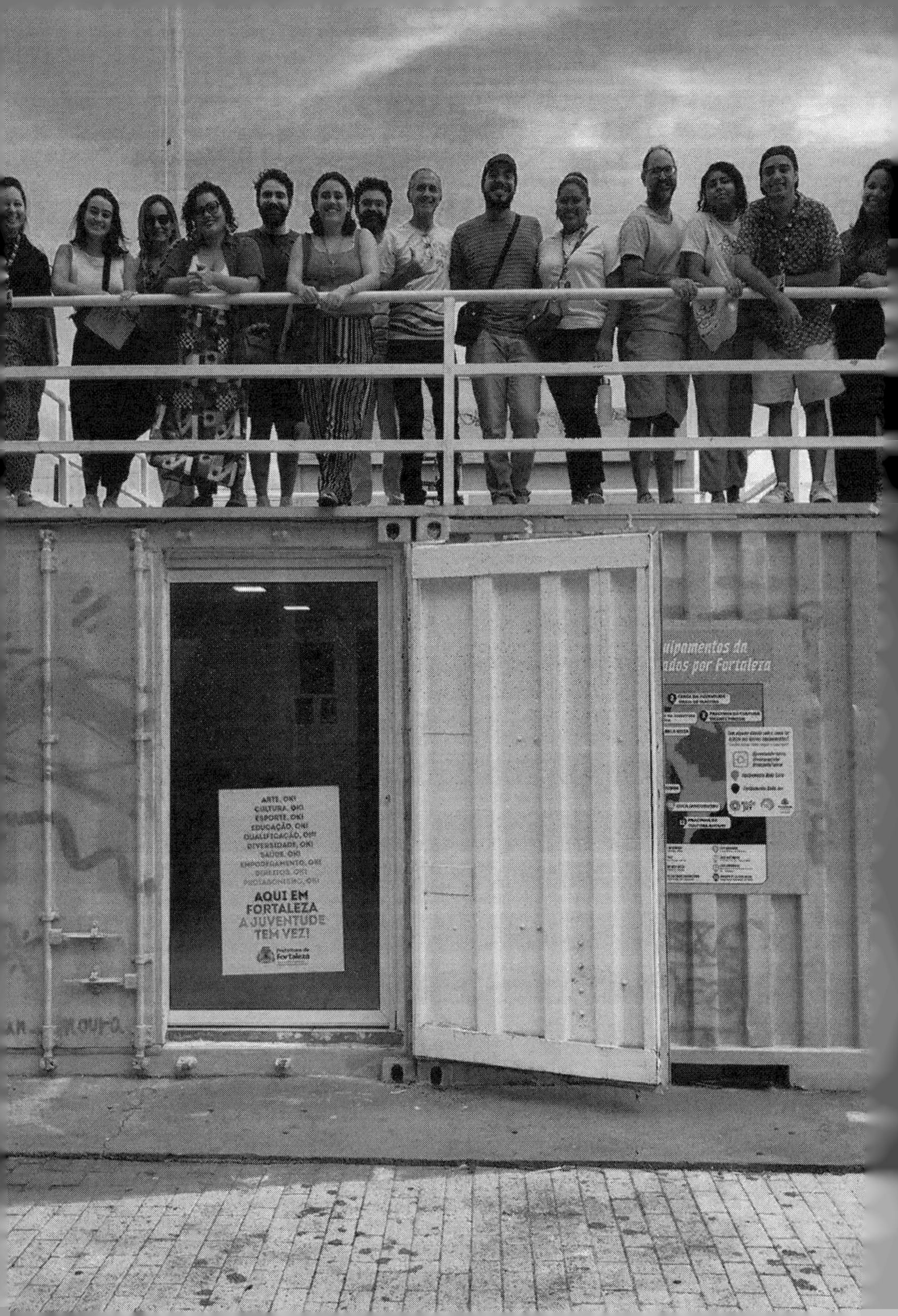
ARTE, OK!
CULTURA, OK!
ESPORTE, OK!
EDUCAÇÃO, OK!
QUALIFICAÇÃO, OK!
DIVERSIDADE, OK!
SAÚDE, OK!
EMPODERAMENTO, OK!
AQUI EM
FORTALEZA
A JUVENTUDE
TEM VEZ!
uipamentos da
ados por Fortaleza

1. UMA PSICANÁLISE PARA O POVO?

A fronteira, segundo Gloria Anzaldua, é o lugar onde moram os atravessados: estrábicos, estranhos, perversos, queers, problemáticos, mortos-vivos, mestiços, monstros e todas as figuras criadas pela modernidade colonial para falar dos(as) que nela não cabem. Daqueles(as) que, nas palavras de Trinh Min-ha, são inapropriados/áveis, a quem não servem as máscaras do "eu" e do "outro" oferecidas pelas narrativas ocidentais da identidade (HARAWAY, 1999).

Nesse sentido, assumir a fronteira e suas traduções não apenas como lugar de atravessamento e turbulência, mas também de produção (ontológica, ética e epistemológica), zonas de emergências políticas, é apostar, ainda com Haraway, que, nas margens, teoria e prática se cultivam melhor. Não parece ser outro o programa defendido pela psicanalista e psiquiatra Neusa Souza (2021), quando, ao reconhecer na epistemologia moderna a existência de um conjunto de figurações da outridade (o feminino, as pessoas negras, o duplo, o autômato, o louco), diz que só a afirmação alegre do que é estranho, não familiar, pode servir como antídoto a toda forma de racismo e de intolerância ao Outro.

Foi o desejo de habitar a fronteira e conviver com seus "híbridos" que despertou em nós a ideia de pensar/praticar uma psicanálise epistemologicamente orientada desde a margem e, portanto, afastada da recusa à diferença e das estratégias de assimilação desta. A Margem Psicanálise se coloca, assim, como um espaço de investigação de práticas coletivas orientadas pelo trabalho clínico e teórico, tendo como sul a horizontalidade das posições e a ideia de que a preservação do vazio de autoridade é condição para a circulação dos conflitos e a contínua transformação do próprio grupo.

Permeados por essa política, desde 2019, possibilitamos, nas periferias da cidade de Fortaleza/CE, uma escuta clínica gratuita a pessoas em situação de pobreza e/ou vulnerabilidade social, particularmente aqueles e aquelas sujeitos(as) à violência estatal, ao racismo institucional e a opressões baseadas no gênero e na sexualidade. Seguindo o tripé psicanalítico (análise pessoal, estudos teóricos e supervisão), ao trabalho clínico soma-se a produção teórica e a proposição de uma formação acessível a corpos historicamente alijados de espaços simbólicos de poder. Sendo assim, não nos interessa apenas tornar possível a escuta daqueles(as) que não teriam condições de pagar (em dinheiro) por um tratamento, mas provocar uma inversão de posições, de modo a que também possam ocupar o lugar de quem pensa e pratica a psicanálise.

Nossa trajetória propriamente dita tem início a partir de uma parceria com a ONG Centro de Defesa da Vida Herbert de Souza (CDVHS), localizada no Grande Bom Jardim (GBJ), composto por cinco dos doze bairros mais vulneráveis de Fortaleza (Bom Jardim, Siqueira, Canindezinho, Granja Lisboa e Granja Portugal). Ainda em 2019, criamos o "Núcleo Bonja" (como é carinhosamente chamado o bairro), inspirados nas experiências carreadas pela Clínica Pública de Psicanálise (SP) e pela parceria desenvolvida entre a psicanalista Maria Rita Kehl e o Movimento dos Trabalhadores Rurais Sem Terra (MST).

No final de 2020, foi idealizado o Núcleo Dandara, segundo eixo de nossa clínica pública, destinado a atender pessoas LGBTQIAP+ em situação de pobreza e/ou vulnerabilidade social, sem vinculação a uma geografia específica. O batismo homenageia a travesti Dandara Kettley dos Santos, vitimada por ato brutal de transfobia no Bom Jardim, em Fortaleza. Antes nomeado de "Janus", por meio dele é oferecida escuta àqueles/àquelas cujo território existencial é definido pelas marcas que carregam no corpo.

Em razão da estruturação dos núcleos e do aumento de pessoas atendidas, abrimos a possibilidade de expansão das parcerias.

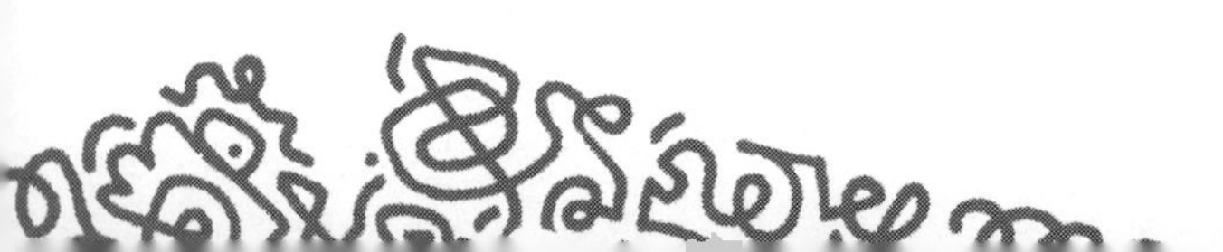

Dessa forma, passamos a contar com analistas colaboradores/as que não só contribuem com a escuta, mas encaminham parte da formação conosco, ao participarem das atividades e debates propostos, cujas temáticas caminham pela relação da psicanálise com o público e com a política, pela formação do analista, entre outros.

A essa iniciativa das clínicas públicas foram se somando outras de caráter de pesquisa e estudo teórico, as quais passaram a receber diferentes nomeações - "Grupos de Estudos", "Percursos", "Conversa Aberta", "Provocações Marginais". Diante disso, fomos instados a reconhecer que, para além de clínica pública, estávamos nos colocando como um espaço onde a formação do analista também era possível.

Por nossa natureza organizativa experimental, os dispositivos criados são plásticos e sujeitos ao fracasso, daí a renovação constante das iniciativas propostas. Os que se fixam no tempo, transformados ou não, ajudam a formar uma imagem – sempre provisória – de como somos/estamos. Em resumo, nossos eixos de atuação contemplam: 1) Clínica Pública (Núcleo Bonja e Núcleo Dandara), no qual estão abrigados/as os analistas parceiros/as; 2) Formação; 3) Supervisão e Intervisão (espécie de supervisão, onde os casos clínicos são discutidos horizontalmente pelos participantes).

Atualmente, os analistas que compõem a Margem são de diferentes idades, raças, classes sociais, trajetórias, gêneros e orientações sexuais, todos/as comprometidos/as com a tarefa de instaurar um lugar, em conexão com outros, desde onde a psicanálise possa revisitar sua radicalidade, democratizando o encontro com o próprio desejo e contribuindo com uma política emancipatória, impossível sem uma efetiva mudança das formas enunciativas da linguagem. A Margem está comprometida com a tarefa de nomear aquilo que é impossível; aquilo que – ainda – não encontra lugar.

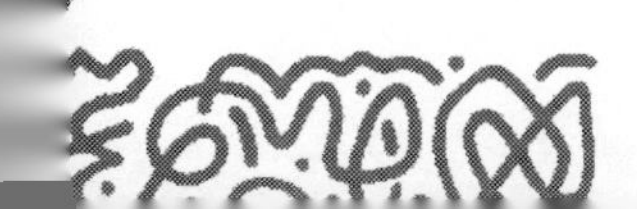

2. CLÍNICA PÚBLICA

2.1 Núcleo Bonja

Fruto de uma articulação de psicanalistas da Margem com o Centro de Defesa da Vida Herbert de Souza (CDVHS) - o qual atua há vinte e cinco anos em processos reivindicatórios locais ligados à moradia, ao transporte, à educação, emprego e renda - por meio desse eixo, nos propomos a pensar teoricamente a expansão do discurso analítico para questões sociais e políticas, bem como o alargamento de sua prática, pois acreditamos ser fundamental situar a psicanálise para além do setting clínico tradicional.

Nesse sentido, o trabalho de escuta no território inicialmente se desenvolvia na biblioteca da ONG. Além de a escolha demarcar uma singularidade em relação às clínicas tradicionais, outra peculiaridade se devia ao fato de a entrada no simbólico não se efetuar por meio do dinheiro, ao menos não diretamente, uma vez que, desde o princípio, os atendimentos não eram "cobrados".

Com a chegada da pandemia, o atendimento presencial no GBJ precisou ser suspenso por tempo indeterminado, até que fosse seguro retornarmos. De março de 2020 até o presente, as sessões passaram a ser realizadas em regime misto, parte delas de maneira remota, caso o/a analisante tivesse acesso a telefone celular/computador e internet; ou nos consultórios particulares de cada analista da Margem, já que nesses espaços era possível seguir os protocolos de segurança recomendados pelos órgãos de saúde.

Em 2022, nosso objetivo é retomar o contato com o território, contando mais uma vez com a mediação e a parceria do CDVHS. Recorrendo a uma experiência efetivada ainda em 2019, quando realizamos duas "Rodas de escuta", pretendemos gestar uma ação chamada "Escuta Coletiva de Mulheres".

Essa iniciativa é fruto da análise de dados e do conteúdo das narrativas de mulheres escutadas na clínica pública individual, ao longo dos anos de 2020, 2021, até o contexto atual; bem como da constatação da ausência de políticas públicas específicas que adotem uma perspectiva feminista interseccional em seus princípios e ações nessa região periférica.

A escuta coletiva, territorializada e articulada com a luta por direitos, ao vislumbrar processos de emancipação subjetiva e política feminina, também tem como finalidade mobilizar continuamente em nós, mulheres psicanalistas, questões que dizem respeito à nossa responsabilidade em não ceder do desejo de analistas, ensejando questões que poderiam ser assim formuladas: afirmando o compromisso com uma ética feminista interseccional decolonial, qual o lugar e a função do discurso psicanalítico nas ruas e comunidades periféricas das cidades? De que forma essa presença pode se contrapor dialeticamente às leis de mercado e à estrutura colonial que lhes dá suporte, mantendo-se em sintonia com a lei da castração, considerando-se que esta constitui o eixo em torno do qual transitam os impasses subjetivos?

Projeto mais antigo da Margem, em mais de três anos de funcionamento, o Núcleo Bonja atendeu e atende um total de 27 pessoas, 78% das quais eram/são mulheres cis, 12% homens cis e 10% pessoas trans. Alguns/mas analisantes foram apenas uma vez, outros/as/es compareceram por alguns meses e há análises que já duram quase três anos, produzindo efeitos clínicos importantes.

2.2 Núcleo Dandara

Em dezembro de 2020, o coletivo originou um núcleo de atendimento direcionado a pessoas que se identificam como LGBTQIAP+. Inicialmente designado como Janus, tem como objetivo o acolhimento e favorecimento de escuta psicanalítica, com base nas dissidências de identidades sexuais e de gênero. Em 2021, o coletivo decide por modificar-lhe o nome, a partir de uma primeira tentativa de politizar e regionalizar o espaço de atuação deste, passando a denominá-lo “Dandara”.

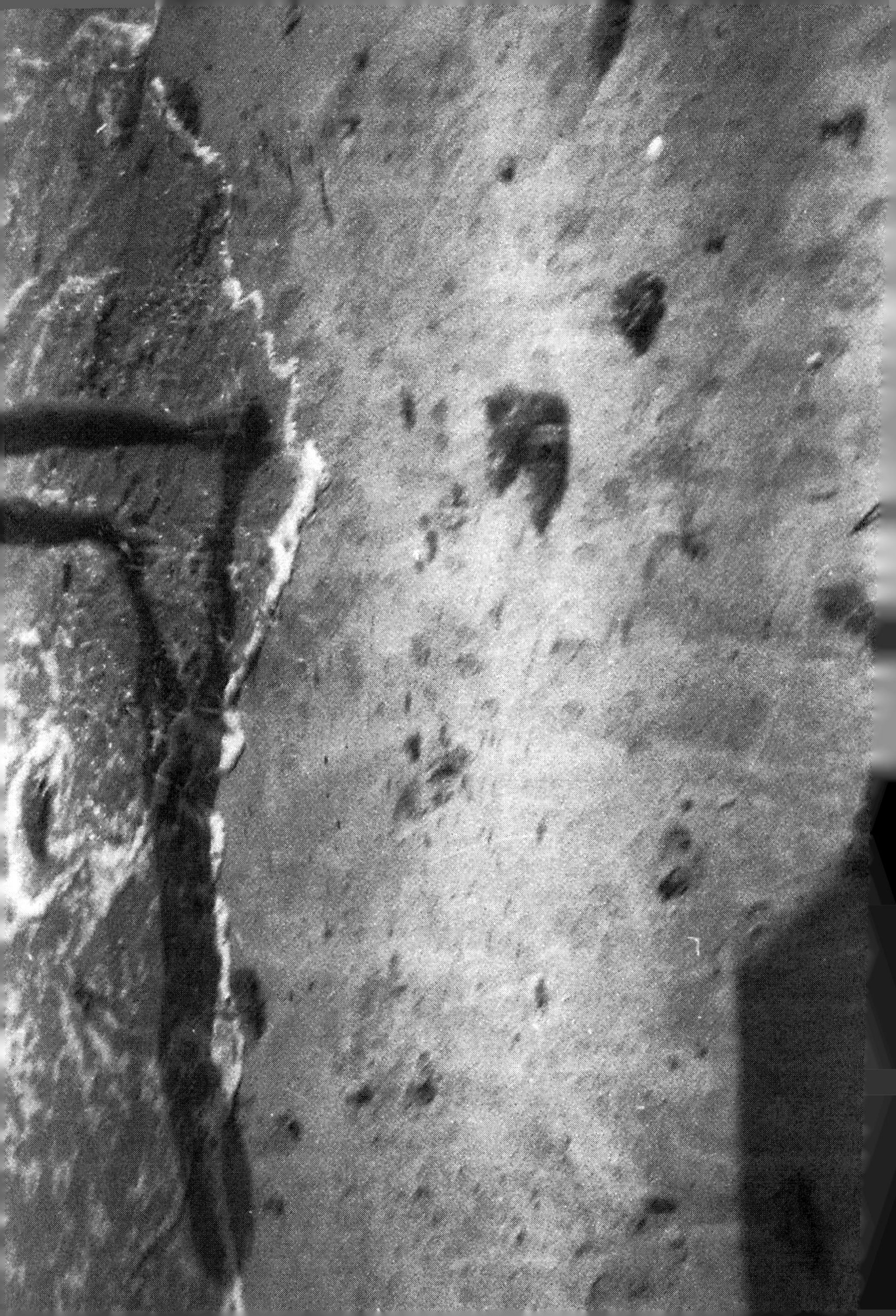

Atualmente o núcleo continua entendendo a importância de criar um espaço de atendimento às diversidades sexuais e de gênero, mas sem deixar de considerar as complexas estruturas que atravessam e condicionam os debates identitários, na tentativa de possibilitar uma escuta gratuita. Aprofundar o aspecto político do núcleo é, atualmente, nosso principal desafio.

Como ainda não possuímos uma parceria institucional para ele, os pedidos de análise nos chegam via Instagram, sendo abertos a pessoas de diferentes estados do Brasil. Além do recorte identitário, para acolhimento das solicitações, levamos em consideração nossa capacidade de atendimento, bem como a impossibilidade do pagamento em dinheiro pelo tratamento.

3. Por uma formação pública dos/as psicanalistas

> A marginalidade é muito mais que um espaço de privação: a marginalidade é um espaço de possibilidade radical, um espaço de resistência. (...) A Margem não é um lugar do qual quisesse se livrar ou se afastar à medida que se aproximasse do Centro: mas sim um lugar onde se fica, e até mesmo ao qual se apega, por alimentar a capacidade de resistência (bell hooks)

A experiência com as clínicas públicas nos Núcleos Bonja e Dandara vem interpelando os membros da Margem a um esforço teórico, elaborativo, em torno da seguinte questão: de que maneira uma prática pública em psicanálise reincide retroativamente sobre a formação daqueles que a sustentam? A pergunta é fruto da constatação prévia de que há efeitos formativos em curso em nossas práticas, restando ainda a tarefa de ordená-los e torná-los transmissíveis. Se nos parece clara a relação entre esses efeitos e aquilo que cada um apre(e)nde de suas próprias formações do inconsciente, no curso das análises ditas "pessoais", o trabalho em coletivo nos relança mais além, ultrapassando os limites do “pessoal”, com toda carga semântica de autonomia inclusa nesse significante: no extravasamento das fronteiras privativas da psicanálise, a Margem se propõe a uma formação do psicanalista em aberto, que leve em conta a heteronomia da esfera pública no percurso permanente de tornar-se analista. O público assim ressurge elevado à dignidade de um “quarto pé” da clássica tríade de formação, a multiplicar-se, diversificar-se, como uma centopeia que compreende as análises, os estudos teóricos e as práticas de supervisão.

Na história do movimento psicanalítico, a expansão da psicanálise pelo mundo é tributária de um movimento reverso de contração, em que os eixos do tripé clássico são ciclicamente capturados em espaços fechados.

Para proteger a verdadeira psicanálise e garantir a existência de um psicanalista digno de seu nome, a instituição criada por Freud e Ferenczi em 1910 (IPA) foi a primeira a fazer a contenção dos estudos teóricos aos muros da instituição, que logo também absorveu, em seus limites, as práticas de análises didáticas e de supervisões. No entanto, à medida em que os psicanalistas se inseriam em outros espaços – como universidades, ambulatórios, hospitais, instituições de educação, etc. – vimos emergir efeitos formativos mais amplos, surgidos no enlace do discurso analítico com outros discursos, entre ímpares. As clínicas públicas e a prática da psicanálise em espaços abertos tornaram ainda mais evidentes esses efeitos, produzindo transferências inéditas com o discurso analítico, no amplo acesso das análises e da formação a sujeitos atravessados pelos marcadores de raça, classe e dissidências de gênero.

A formação (à) da Margem se insere nesse enquadre histórico mais abrangente, em que assumimos a proposta de democratizar o acesso à formação e à prática do psicanalista, propondo elaborações teóricas mais condizentes com a realidade política e social do nosso país. Nessa perspectiva, levantamos uma reflexão permanente sobre o estatuto do “público” em psicanálise, enquanto

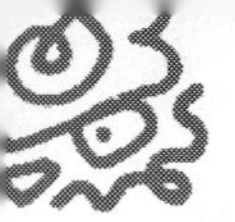

esfera de reconhecimento do psicanalista, mas também como um eixo orientador das análises, da teoria e da supervisão. Reflexões que não estão alijadas do contexto maior de debate sobre a formação do psicanalista que inclui as atuais sociedades/escolas de psicanálise.

No entanto, no eixo que compreende as instituições de formação, as elaborações sobre o "público" em psicanálise ainda se mostram bastante incipientes, e não raro aquilo que é público emerge como uma esfera já dada, instituída de antemão, cabendo aos psicanalistas ou ocupá-la ou permitir que outros a ocupem. Esse é o estado da arte do caloroso debate sobre as ações afirmativas em instituições de psicanálise, em uma compreensão de acessibilidade que se confunde com um ato de benevolência por parte daqueles que já ocupam os espaços, os que 'deixam falar'. A potência de abertura da psicanálise a sujeitos subalternos/marginalizados assim se reduz ao sintagma 'aberto ao público', como sinônimo de de gratuidade, crendo-se, desse modo, empreender-se políticas de deselitização da psicanálise.

Na contrapartida, situamos o significante Margem em primeiro plano, tensionando as relações com os Centros, com as instituições de formação, e elevando o debate sobre a territorialização na/da psicanálise a um lugar de destaque. É nessa perspectiva que intentamos desestabilizar as relações fixas entre centro e margem, tarefa que compreende uma interrogação contínua de nossas próprias posições, enquanto analistas, nos territórios físicos e discursivos que ocupamos. Algumas perguntas se impõem a partir dessa proposta: como uma pessoa racializada/periférica poderia sentir-se em casa em ambientes situados no centro econômico das grandes cidades? Em um contexto de disseminação da ideia de que a psicanálise é difícil, uma teoria complexa, para poucos, poderiam esses recém-chegados falar na mesma língua que os analistas já estabelecidos? E, se falassem, será que seriam escutados?

Essas e outras questões indicam o quanto a democratização da formação do psicanalista, para ser efetiva, precisa necessariamente

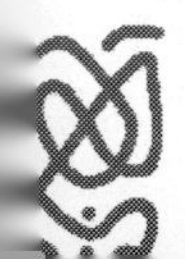

impactar uma ordem já instituída, deslocando posições (de privilégio), com todo desconforto daí resultante. Sobre esse ponto, nosso coletivo propõe dois princípios a uma formação pública do psicanalista, termo mais apropriado que o impreciso 'formação social', difundido como sinônimo de 'baixo custo' (embora o dinheiro tenha aí seu peso). São eles: 1. a horizontalidade; 2. a circularidade.

A horizontalidade incide sobre as disposições hierárquicas, comuns no ensino e na transmissão da psicanálise, em que alguns analistas falam uns para os outros, diante de um público silencioso/ado. Não se trata, portanto, de dar a voz a sujeitos subalternizados (negres, trans, pobres, etc), o "deixar falar", como um ato de caridade dos que estão em posição de privilégio. Para ser efetiva, a horizontalidade precisa operar sobre a ordem do privilégio estabelecido, subvertendo o eixo hegemônico das normativas coloniais/patriarcais, e assim promovendo condições para a emergência de uma fala outra, estranha. A horizontalidade implica, portanto, em um esvaziamento permanente dos investimentos de poder que os fenômenos de transferência colocam em curso. É por essa via que nos perguntamos continuamente em que medida o poder que a transferência nos concede se articula às normativas sociais - de classe, raça e gênero - em uma progressão acumulativa de privilégios. Questão que toca no porquê aqueles que estão hoje em posição de ensino/transmissão são, em sua maioria, analistas homens, brancos, do sul/sudeste, de classe média/alta, etc.

Já a circularidade é a expressão, no contexto da formação do psicanalista, do direito ao território, à cidade, enfim, ao livre trânsito dos corpos nos espaços públicos. Sob esse princípio, vemos surgir uma geração de psicanalistas "rodados", não-todo inscritos em uma lógica institucional, que podem ou não filiar-se como membros de uma Escola, e ainda assim participar ativamente de coletivos.

A circularidade opera, portanto, perifericamente, nos quintais das instituições: torna-se possível assistir a uma conferência na Escola X, fazer cartel na Escola Z, supervisão com um analista da Escola W e também participar das atividades do coletivo Margem, exercendo uma prática pública em psicanálise. O coletivo não exige, portanto, de seus analistas qualquer tipo de fidelidade institucional, contribuindo para coletivamente reinstituir o eixo da esfera pública de reconhecimento, acolhendo psicanalistas que dão provas de seus trabalhos aqui e além, em uma relação não-toda inscrita em uma formação institucionalizada.

3.1 Como se procede uma formação na Margem?

A formação na Margem se mostra inteiramente implicada com a problemática do território: por sermos um coletivo situado na 'periferia do mundo', em Fortaleza-CE, mas também pela afinidade com os debates periféricos do campo freudo-lacaniano, com a (ainda) pouca visibilidade concedida às questões de classe, raça e de gênero. A proposta de voltar nossa escuta ao acolhimento de sujeitos subalternizados/marginalizados aponta para a necessidade de ampliar o arcabouço teórico/bibliográfico da psicanálise, em articulação a outras áreas do saber, em que a prática das clínicas públicas emerge estreitamente veiculada ao estudo teórico em percursos, grupos, provocações e conversas abertas.

No âmbito das clínicas públicas, os analistas da Margem assim se disponibilizam a ofertar atendimento nos Núcleos, seja em seus consultórios particulares ou online, em análises não mediadas pelo dinheiro.

No eixo dos estudos teóricos, cada membro da Margem tem autonomia para propor atividades de ensino abertas, amplas e horizontalizadas. São elas: percursos políticos e de leitura, grupos de estudo, provocações marginais e conversas abertas. Atualmente, apenas o percurso político em Freud inclui inscrições pagas, em valores voltados a profissionais, a estudantes e a recém-formados, mas com cotas a pessoas racializadas, trans e que não podem pagar por outras razões. As demais atividades permanecem gratuitas.

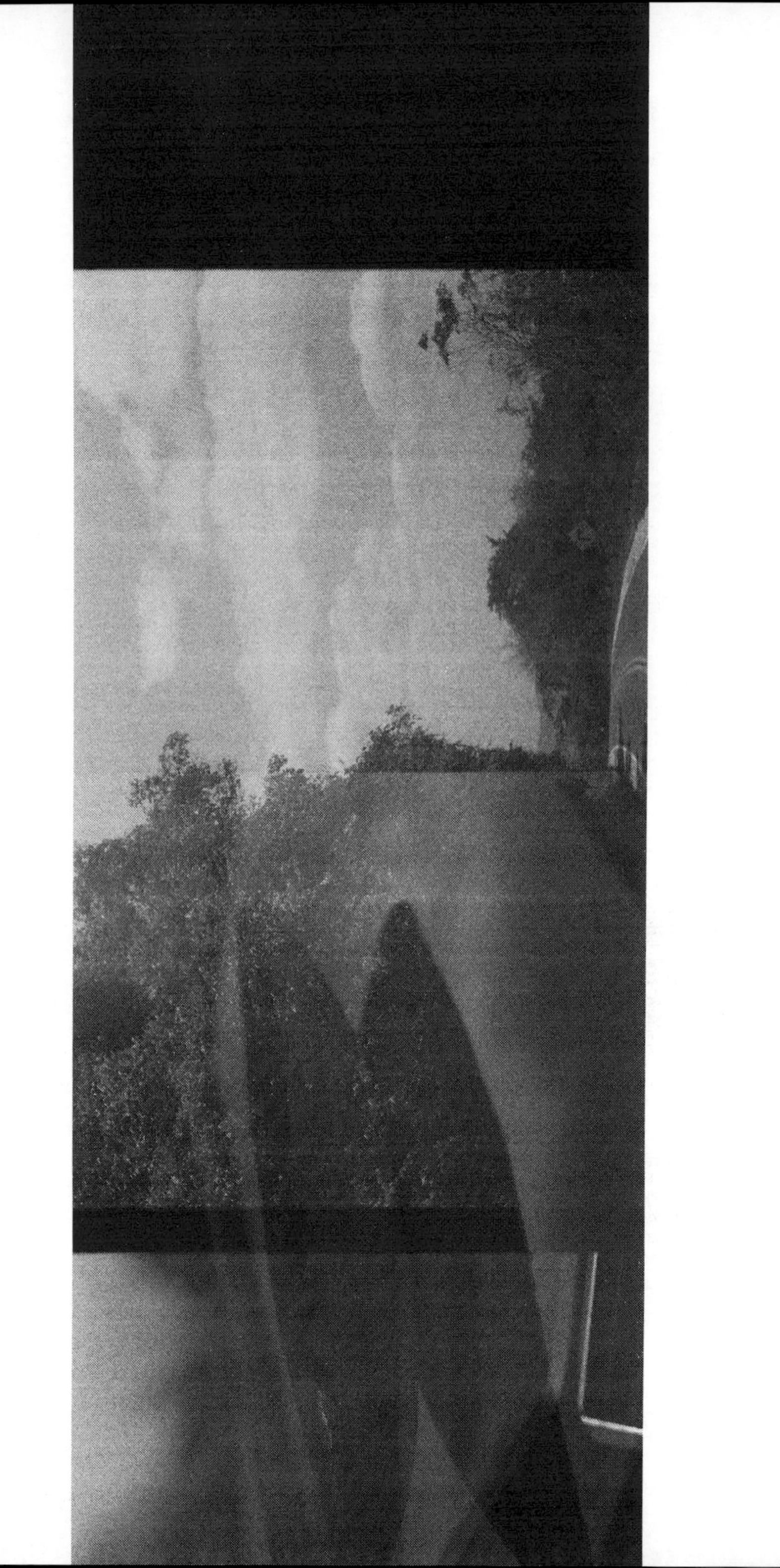

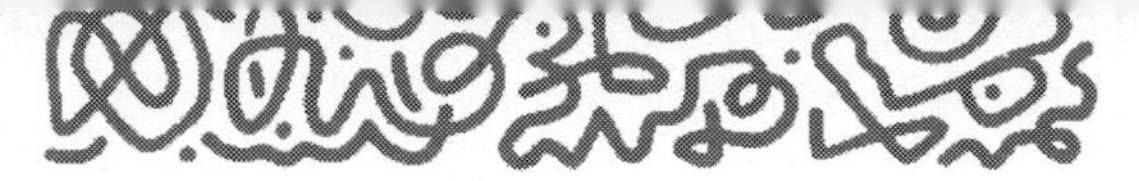

4 Dispositivos

4.1 Percursos

Definimos os "percursos" como um espaço de abertura ao público em que são compartilhados os estudos e trabalhos desenvolvidos pelos psicanalistas da Margem. Iniciar um "percurso" é algo que foi pensado para diferenciar-se da lógica dos diversos "cursos" comumente ofertados em psicanálise. Nossa intenção, portanto, é possibilitar um espaço formativo em que as/os proponentes tragam as elaborações e produções oriundas dos trabalhos e dos grupos de estudos da Margem, apresentando-os de forma a romper com o lugar de mestre. Nessa experiência, há abertura para o público da elaboração dos nossos estudos e pesquisas, permitindo que o saber seja colocado em debate, na tentativa de produzir maior horizontalidade.

4.2 Grupos de Estudo

Os grupos de estudos são propostos a partir das interpelações surgidas em nossa prática com a clínica pública, em uma articulação permanente entre o estudo teórico e a escuta dos sujeitos por nós atendidos. Ao gerar debates em torno dos casos clínicos acompanhados, por uma questão de sigilo, eles são restritos a psicanalistas que estão desenvolvendo a clínica. No entanto, os trabalhos elaborados por esses grupos podem ser desenvolvidos para ganharem um alcance mais amplo, assumindo posteriormente o formato de "percurso".

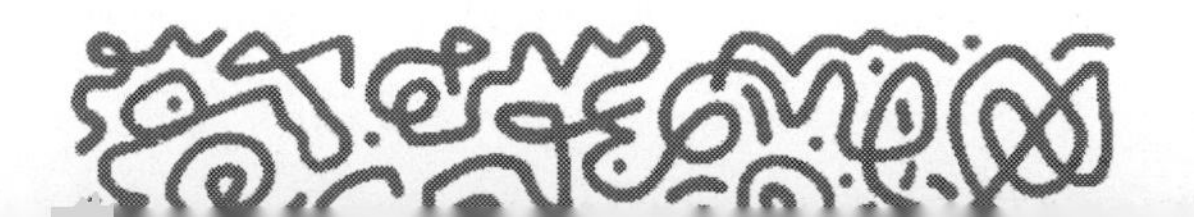

4.3 Conversa Aberta

Baseadas nas conhecidas "rodas de conversa", proposição de influência freiriana, o “Conversa Aberta” é um dispositivo por meio do qual realizamos encontros com o público, a fim de proporcionar um espaço em que a palavra possa circular, com o intuito de serem geradas mais perguntas do que respostas, na escuta das diferenças e das dissidências. Proporciona-se, assim, um compartilhamento de experiências que não partem de um saber já produzido e que não tem a intenção de fechar um consenso. Os encontros já realizados trataram sobre o início da clínica, sobre clínicas públicas, psicanálise e rua, bem como sobre psicanálise e SUS.

4.4 Provocações Marginais

A proposta tem como finalidade construir epistemologicamente uma psicanálise nas margens. Trata-se de uma vertente de trabalho e estudos que pretende proporcionar um ambiente de leituras e discussões sobre temas fundamentais na articulação entre clínica e política, bem como viabilizar o desejo por uma psicanálise mais periférica, sensível aos debates sobre gênero, sexualidade, racismo, desigualdade social e outras matrizes de poder, por meio dos quais o sofrimento psíquico possa revelar os marcadores sociais e culturais que incidem na constituição da subjetividade. Nessa perspectiva e destacando a importância de repensarmos criticamente nossa prática, para além da ampliação de escuta clínica individual, nos mobilizamos para a construção de espaços de fala e elaboração conjunta do saber, através de nossos grupos de estudo ou de outras formas que promovam um debate público acerca das temáticas que nos atravessam. Com o intuito de viabilizar esse campo de reflexões, decidimos pela criação de um

Grupo de Estudos Permanente, tomando como ponto de partida a leitura e discussão do livro "Maneiras de Transformar Mundos: Lacan, Política e Emancipação", do filósofo Vladimir Safatle. Ao longo dos encontros, as discussões caminharam em torno de alguns conceitos que, segundo o autor, colocariam o discurso e a prática psicanalítica em outro patamar teórico e político: a identificação, a transferência, o ato analítico e a subversão do sujeito, criando um campo de reflexão que nos impulsionou a pensar sobre o que seria emancipação subjetiva e política e as possíveis leituras da obra de Lacan que nos conduziriam a percebê-la como horizonte da ética na psicanálise. E foi no sentido de suscitar provocações que esse grupo se orientou, nos presenteando com várias questões referentes à prática na clínica pública e às formas contemporâneas de escutar os sujeitos e habitar a cidade, seus territórios e margens.

Ressaltando a importância política da relação transferencial, do fato de que o amor de transferência abriga uma certa dimensão do exercício de poder e autoridade e que o fim de uma análise se orientaria justamente para sua destituição, Safatle nos apontou um caminho possível para repensarmos a tradicional associação entre a clínica e a esfera do privado, deslocando-a criticamente para outro campo de análise, o de uma clínica que lida com forças e conflitos que fazem o emergir o sentido "público" do sofrimento, tomando como eixo de suas elaborações a seguinte constatação: "O problema central de um ponto de vista psicanalítico é como destituir relações de poder e como tal destituição pode ser peça fundamental na cura do sofrimento psíquico".

Esse entendimento nos colocou em sintonia com o que escutamos cotidianamente nas vozes periféricas da cidade, nos permitindo ler nas entrelinhas das demandas subjetivas por tratamento um forte apelo contra as formas de sujeição socialmente instituídas pelo sistema capitalista e por todo o aparato discursivo-ideológico que o sustenta.

Posicionados social e geograficamente de forma distinta e

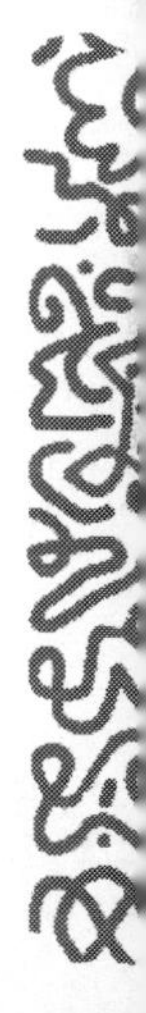

compartilhando afetos políticos diante do trágico cenário de aumento da desigualdade social e da violência racial e de gênero no país, nos deparamos com o tema das identificações e das identidades políticas possíveis. Várias questões surgiram para movimentar esse debate: na teoria psicanalítica, reconhece-se a função constitutiva das identificações na subjetividade e, ao mesmo tempo, o fato de que se trata de um suporte para o exercício de poder nas relações? De que forma os processos de identificação são atravessados pelos ideais da branquitude e da cisheteronormatividade, produzindo desamparo social e sofrimento subjetivo? Na política, quais usos estratégicos da identidade podem ser feitos visando o enfrentamento de tais questões?

Seguindo esse movimento de inquietações, passamos a um dos pontos mais controversos da articulação clínica-política, àquilo que se pode entender como liberdade, ação e sua relação com a emancipação. A potência da ação e da liberdade, nesse contexto, passou a ser pensada não mais como ilusão de autonomia ou "deliberação consciente", ideia tão disseminada pelo pensamento neoliberal, mas como algo impulsionado por processos inconscientes de transformação, por mudanças estruturais nas relações simbólicas e dinâmicas pulsionais que sustentam socialmente nossa gramática subjetiva, suas formas de reconhecimento, laço social e narrativas (Safatle, 2018). A partir desse momento, estávamos falando em uma ruptura com a ordem dos "possíveis" até então estabelecida, dando espaço para o surgimento de uma outra, numa espécie de abertura dialética para novas formas de existência e inexistência.

Teoricamente circunscrito em termos de subversão do sujeito e ato analítico, esse campo de articulação nos levou a um horizonte ético em que os saberes e as práticas estão conectados com as exigências políticas de nossa época.

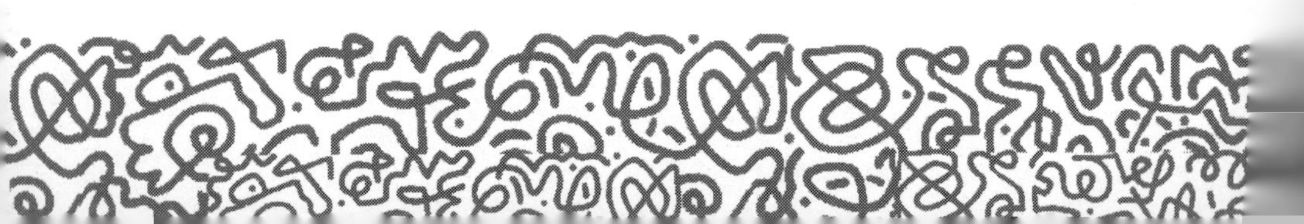

5. Supervisão / Intervisão

A prática da intervisão é um dispositivo que encontramos para falar daquilo que nos ocupa em nossos atendimentos, dividindo experiências, criando espaços de interlocução em que nossas leituras e vivências na psicanálise possam dar suporte ao cotidiano da clínica. Ele funciona baseado no princípio da horizontalidade e na circulação da palavra entre os/as participantes, em articulação com os núcleos Bonja e Dandara. A cada encontro dois/duas analistas expõem um caso a ser debatido entre os demais participantes.

Caso haja necessidade, disponibilizamos supervisão para os/as analistas que atendem pela clínica pública da Margem, de modo a possibilitar um acompanhamento mais próximo dos casos. A função de supervisor/a é rotativa, sendo ocupada por quem, dentro do coletivo, se autorize a exercê-la.

6. Tagarelando: intervenções psicanalíticas na praça

No início de 2023, iniciamos o Tagarelando, uma experiência clínico-política no bairro Benfica, em Fortaleza, que conta com a parceria da RedeJuv, vinculada à Secretaria Municipal da Juventude e à Prefeitura de Fortaleza. Além da possibilidade de escuta individual, seguindo com o trabalho de clínica pública que temos desenvolvido desde 2019, o Tagarelando contempla ainda grupos de estudos teóricos e rodas de conversa tematizando a psicanálise, em especial a relação com o conceito de público e com a cidade.

Os encontros ocorrem todos os sábados à tarde, na praça da Gentilândia, onde se localiza o dispositivo Farol da Juventude, da RedJuv. Trata-se de um container que dispõe de cadeiras de plástico e de estrutura física necessária para reuniões e atendimentos, caso não seja possível realizá-los na própria praça.

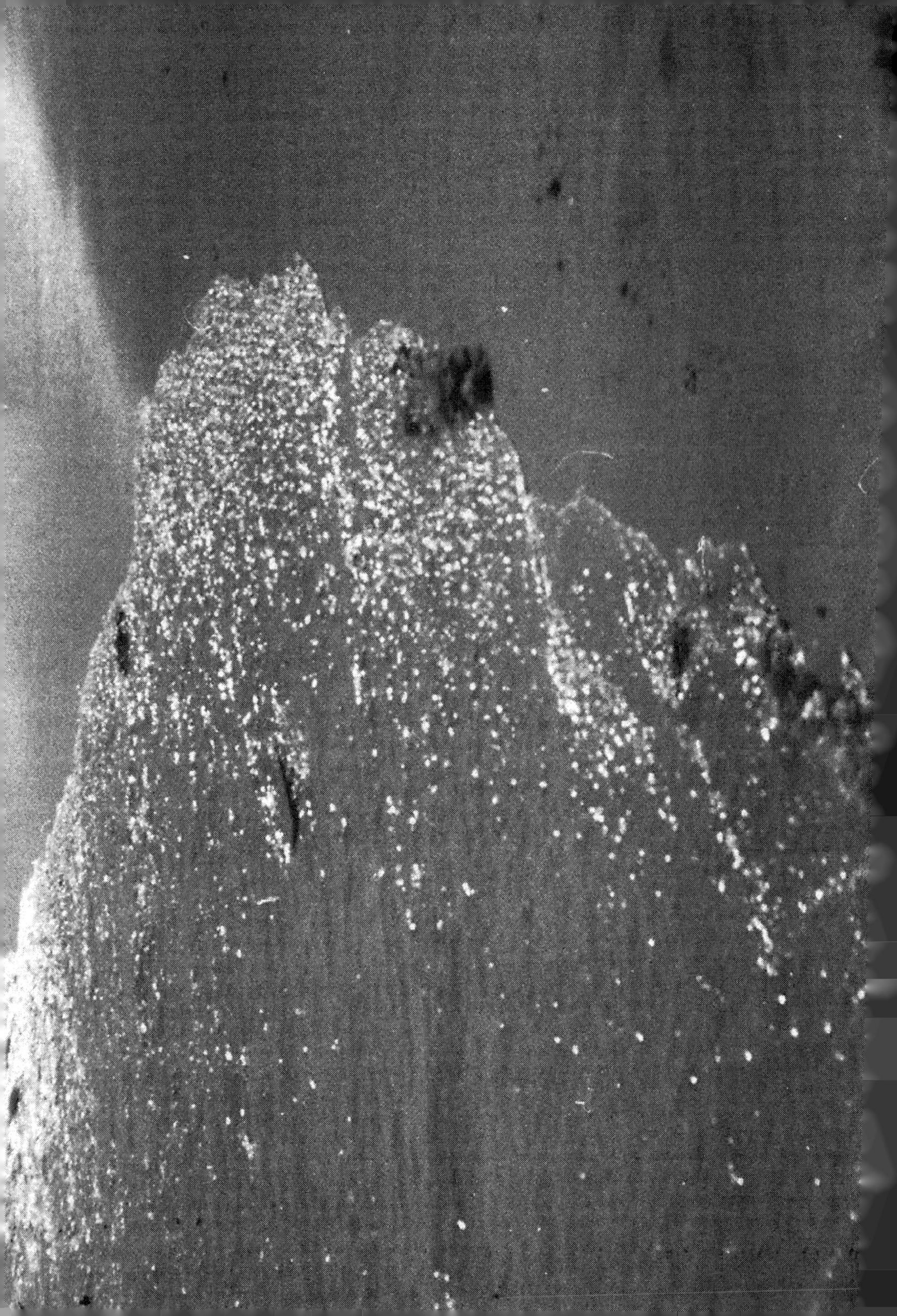